AF395352

ORIGINE ET NATURE

DES

FIBROMES UTÉRINS

PAR

le Prof. F. La **TORRE**, de Rome.

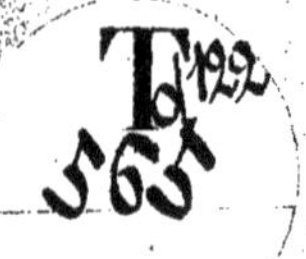

PARIS

A. MALOINE, ÉDITEUR

23-25, RUE DE L'ÉCOLE DE MÉDECINE, 23-25

1900

XIIIᵉ CONGRÈS INTERNATIONAL DE MÉDECINE

tenu à Paris du 2 au 9 août 1900

ORIGINE ET NATURE

DES

FIBROMES UTÉRINS

PAR

le Prof. F. La TORRE, de Rome.

PARIS

A. MALOINE, ÉDITEUR

23-25, RUE DE L'ÉCOLE DE MÉDECINE, 23-25

1900

NATURE DES FIBROMES UTÉRINS

par le Professeur F. La TORRE, de Rome.

MESSIEURS,

Je suis vraiment enchanté de voir annoncé un grand nombre de communications concernant le traitement conservateur des fibromes utérins.

C'est un événement, une véritable résépiscence du bon sens clinique, dont personne plus que moi ne saurait se féliciter, puisque, voilà au moins une dizaine d'années que je crie à chaque instant, dans tous les Congrès, la *nécessité de respecter l'utérus*. Parce que, enfin, si on est assez souvent obligé d'extirper le myome, il n'est point juste cependant d'enlever, dans tous les cas, l'utérus en même temps que le myome.

Pourquoi doit-on extirper toujours l'utérus myomateux ?

Le fibrome est-il de nature maligne ?

Dégénére-t-il ? L'utérus myomateux est-il utile ?

Voilà, Messieurs, les quelques points que j'ai l'intention de traiter le plus brièvement possible.

1° LE FIBROME EST-IL DE MATURE MALIGNE ?

Cette question doit être étudié sous trois points de vue :

a) Comment se forment les fibromes ?

b) Quelle en est la structure anatomique ?

c) Quelle en est la cause ?

a) Quant à la première demande, et tenant compte seulement des études modernes, ce sont Pilliet et Costes qui ont, à mon avis, le mieux vu en ce qui regarde la formation des fibro-myomes.

Ils ont montré que le début des corps fibreux se fait autour d'un capillaire. On a deux ordres de faits. D'un côté, il apparaît à la périphérie d'un capillaire une zone de cellules embryonnaires, donnant une rangée circulaire de fibres musculaires lisses, celle-ci se développe aux dépens de nouvelles cellules rondes.

D'autre part, le capillaire lui-même ne reste pas indifférent ; il émet des pointes d'accroissement formant de nouveaux nodules. Ce capillaire se développe et devient un vaisseau central dans le néoplasme.

Keiffer de Bruxelles, se rapproche beaucoup de cette

idée. Il admet que les fibro-myomes sont dûs à l'hypertrophie du tissu utérin autour de certains vaisseaux, ou à l'enkystement par ce tissu de tronçons vasculaires mis hors d'usage par thrombose ou compression prolongée.

Tridondani arrive à la conclusion que les myomes de l'utérus ont leur point de départ dans l'enveloppe musculaire des petites artères utérines. On aperçoit distinctement ce vaisseau dans la couronne du tissu qui entoure le noyau néoplasique, dont l'accroissement se fait par accumulation des couches musculaires, qui proviennent de ces vaisseaux périphériques.

Tout dernièrement, Claisse a trouvé que le fibro-myome se développe au niveau des capillaires de la paroi musculaire ; c'est une *couronne proliférente* de cellules rondes qui se transforment en fibres lisses qui entourent le vaisseau, couronne qui augmente par la formation de pointes d'accroissement, s'entourant d'une bande fibreuse qui isole ce nodule myomateux au milieu des vaisseaux voisins. Le vaisseau central primitif peut au début se dilater ; mais il ne tarde pas de subir un processus oblitérant.

Je suis en général d'accord avec ces auteurs. Cependant, d'après mes recherches microscopiques, commencées dès 1896, mais non publiées, quand il n'existait rien sur ce sujet, à l'occasion d'un travail. «*Sur l'indication de l'hystérectomie par fibromes*» je crois que ce n'est pas le tissu périvasculaire seulement qui donne lieu à l'origine des fibro-moymes, mais aussi les éléments intra-vasculaires l'endothélium, ce serait celui-ci qui se ressent d'abord. Je possède des préparats très claires sur lesquels je reviendrai plus tard dans un autre travail.

b) Pour ce qui concerne la seconde question ou la structure, tout le monde est d'accord.

Depuis que Vogel démontra pour la première fois la nature musculaire des fibro-myomes utérins, personne n'a plus mis en doute la structure de ces néoplasmes. En effet, on admet aujourd'hui que la structure des fibro-myomes résulte de fibres musculaires et connectives rappelant parfaitement celles de l'utérus.

· 3° Pour la troisième question, la cause, nous pouvons dire qu'il s'agit d'une irritation dont on n'a pas encore bien défini la nature.

Virchow avait admis que les fibro-myomes sont dûs à un état irritatif, soit local soit général.

Keiffer aussi, admet une irritation, conséquence d'une conpression prolongée, à une thrombose ou à tout autre processus qui trouble la circulation.

Galippe et Landouzy avaient émis l'opinion qu'il pouvait s'agir d'une irritation dûe à la présence d'un microorganisme qu'ils avaient vu.

Kollmann a rencontré des microbes dans les fibro-myomes.

On a constaté aussi la nature microbienne des lésions

utérines et annexielles qui accompagnent les fibro-myomes.

Vedeler croit que le fibrome est dû à une irritation causée par la présence d'une forme parasitaire-protozoo, — mais ce fait n'a pas été confirmé.

Tridondani cependant, n'est pas de cet avis ; pour lui, les fibro-myomes ne sont point le produit de processus d'irritation ou d'inflammation, ni la conséquence de germes persistants proliférants ; mais l'expression de l'activité formative du système génital, qui présente dans l'utérus ses manifestations les plus évidentes.

Il faut bien dire que Tridondoni démontre le fait avec une remarquable abondance d'arguments qui peuvent avoir une certaine importance dans la question.

Claisse croit, par contre, que les fibromes sont toujours précédés par un état inflammatoire de la muqueuse et, par conséquent, ils sont, pour lui, de nature *inflammatoire*, développés aux dépens d'endo et de péri-vascularites, de cause vraisemblablement *microbienne*, peut être parfois de l'action locale de poisons de nature microbienne ou autre.

La pénétration des éléments nocifs se fait par voie circulatoire (lymphatique ou sanguine), et elle a ordinairement pour origine la muqueuse utérine.

L'opinion de Claisse me semble la plus sérieuse, lorsqu'on réfléchit que tout état inflammatoire de la muqueuse est dû à des microbes.

On s'explique mieux sous ce rapport le développement des fibro-myomes de l'utérus par un état inflammatoire qui représente l'élément irritatif, que par tout autre chose.

Quoiqu'il en soit de ces petites divergences d'opinion, un fait certain découle, c'est que les fibro-myomes de l'utérus sont, soit au point de vue de leur origine ainsi que pour leur structure et cause, de nature parfaitement bénigne. Ceci est le point principal.

Et s'ils peuvent devenir dangereux, cela peut arriver à la suite de modification et de symptômes propres à ces néoplasmes.

2° LE FIBROME DÉGÉNÈRE-T-IL ?

Les fibro-myomes de la matrice peuvent, pour leur structure, subir des modifications que nous pouvons appeler bénignes et malignes dans le sens d'utile ou dangereux, mais jamais les fibromes ne dégénèrent dans le sens de changer de nature, c'est-à dire dans le sens que les éléments anatomiques — fibres musculaires et tissu connectif — se transforment en éléments épithéliaux ou autres, pour constituer une tumeur maligne, telle que l'épithéliome, le sarcome, le lymphome, etc.

Nous savons, en effet, que le fibrome appartient à cette classe de tumeurs simples provenantes du mésoderme et constituées par un seul tissu, dites *tumeurs hystioïdes*. Leurs éléments ne sont pas sujets à la loi de la *métaplasie*, et ils ne se portent pas à distance. Le fibrome donc, n'est pas de nature maligne.

Les autres tumeurs hystioïdes, comme le myxoma, peuvent dégénérer, mais le fibrome, non.

Ce que le fibrome peut faire de mal, c'est d'exercer une compression sur les nerfs et les vaisseaux voisins et de causer des pertes sanguines.

Le fibrome donc, ne dégénère pas, il y a invasion d'éléments sarcomateux, non changement d'éléments.

Et quand même on voudrait admettre la dégénération sarcomateuse, elle est très rare. Il résulte, en effet, d'une enquête que j'ai faite auprès de plusieurs chirurgiens des plus distingués et que j'ai déjà consignée dans un travail : « *Intorno all' indicazione dell' isterectomia per fibroma* » que la dégénération sarcomateuse n'a pas été rencontrée par tous et qu'elle est très rare.

Voici pourtant les noms des chirurgiens à qui je me suis adressé :

MM. Bouilly, Olhsausen, Martin, Hofmeier, Durante, Richelot, Mangiagalli, Sänger, De Ott Dmitri, Segond, Ruggi, Bantok-Granville, Léopol, Gusserow, Dührssen, Alban Doran, Küstner.

Et voici maintenant les résultats :

Cas de fibromes			Dégénérés en sarcome
Olhausen	cas vus	— 1000	8
Martin	—	— 1000	25 (plus de deux douzaines)
Hofmeier	—	— 400	7 (6 ou 7)
Dührssen	—	— 200	12 (une douzaine environ)
Durante	opérés	— 92	0
Ruggi	—	— 138	5
		2830	57

Nous avons donc, 57 cas de fibro-myomes sarcomateux sur 2,830 cas observés et opérés; d'où la proportion suivante :

$$2830 : 57 : : 10 : : \times = 2\,\%$$

Je ferai remarquer cependant : 1° Que Richelot admet comme possible, en théorie, la dégénération sarcomateuse des fibromes, mais qu'en pratique, il ne l'a jamais rencontrée; 2° Que Durante et Ruggi ayant *opéré*, ce qui est assurément tout autre chose que d'avoir *vu*, 230 cas de fibro-myomes, n'ont jamais rencontré la dégénération sarcomateuse.

De la dégénération en cancer, il n'est pas même le cas d'en parler, pourtant j'ai voulu étudier l'association du cancer avec le fibrome; elle a été rencontrée :

par Bouilly, dans le 5 % environ des cas,
» Martin, un nombre considérable de fois,
» Hofmeier, plusieurs fois,
» Richelot, elle n'est pas rare,
» De Ott Dmitri, 15 fois environ,
» Segond, quelques fois,
» Bantock-Granville, une seule fois,
» Mangiagalli, assez fréquemment,
» Léopold, plusieurs fois,
» Durante, deux fois,
» Gusserow, quelquefois,
» Alban Doran, deux fois.
» Küstner, souvent,
» Ruggi, jamais.

Tout cela démontre, si je ne me trompe pas, que la

coïncidence du cancer avec le fibro-myome n'est pas fréquente.

Une affirmation de la plus grande importance, qui n'admet point de doute, nous est donnée par la statistique suivante du professeur Durante, de Rome, publiée en 1895.

Corps fibreux extirpés, 68
- fibro-myomes.......... 38
- fibromes............. 4
- myomes purs.......... 4
- fibro-myomes avec dégénération myxomateuse 4

De ces 68 corps fibreux, 50 ont été examinés au microscope avec tous les soins possibles et on n'y trouva ni dégénération sarcomateuse, ni coexistence du cancer.

Ces données anatomiques précises d'un côté et l'affirmation négative de Richelot, de l'autre, démontrent, que la dégénération maligne en sarcome est très rare et que la coexistence du cancer avec le fibrome est encore plus rare.

Voilà ce qui est très intéressant à fixer.

Les autres modifications des fibromes, que par une mauvaise habitude, on taxe de malignes, telles que la *transformation œdémateuse*, la *transformation kystique*, la *torsion du pédicule*, si elles sont, en fait, des complications dangereuses, elles n'acquièrent cependant pas un caractère de malignité, au point de tuer la malade sans être à temps pour intervenir.

Les symptômes des fibromes constituent aussi une grave complication. Le plus redoutable est l'hémorrhagie. Elle peut être arrêtée par l'électricité, par l'ergotine, par les eaux thermales, etc., etc.

3° L'utérus myomateux est-il utile ?

L'utérus atteint de fibro-myome non dégénéré, qui n'est pas trop volumineux, ni hémorrhagique, ni une cause de douleur, n'est pas du tout un organe inutile, il n'est point une source d'infection, il n'est d'aucun danger. Au contraire, il est utile pour la femme, pour la famille, pour la société et pour la science.

Les fibro-myomes petits, non hémorrhagiques, n'empêchent pas la fécondation dans la majorité des cas.

La dernière statistique sur ce point est celle de Hofmeier, que Chrobak approuve ; elle donne le 30 % de stérilité des femmes affectées de fibromes utérins.

Doléris, dans un travail paru tout dernièrement, n'accepte pas cette proportion. Il dit justement que le fibrome utérin est une affection de l'âge mur ; il apparaît par conséquent le plus souvent chez des femmes qui ont pu concevoir alors qu'elles étaient indemnes de tout néoplasme. Il ne faudrait donc tenir compte, que : 1° Des cas dans lesquels la tumeur est apparue avant le mariage; 2º De ceux où la tumeur a été constatée pendant la phase génitale active, pour n'inscrire que les événements de la période postérieure à son apparition. Or, de telles statistiques n'existent pas.

Quoiqu'il en soit, Doléris, par une foule de circonstances et par un sentiment personnel, croit que la proportion des ménages stériles dans les cas de myomatose chez la femme, doit être nécessairement majorée.

Soit.

Et admettons que cette proportion soit non du 30 %, ainsi que Hofmeier et Chrobak le veulent, mais du 40 ou 50 % comme Doléris veut. Eh bien ! il y a toujours de 50 à 40 % de femmes qui peuvent avoir des grossesses.

Mais, on dit, toutes les grossesses dans les utérus myomateux n'arrivent pas jusqu'au terme physiologique. Oui, c'est vrai, mais beaucoup y arrivent.

Lusk écrit : « Les fibromes sous-muqueux s'opposent, le plus souvent, à la fécondation, qui est d'ailleurs, presque toujours suivie d'avortement dû à une métrorrhagie » et Parvin lui répond, que beaucoup de femmes arrivent à terme.

Doléris, tout en tenant le milieu, dit que la stérilité est fréquente ainsi que l'avortement et l'accouchement prématuré.

En tout cas, beaucoup de femmes peuvent avoir des enfants à terme bien développés et vivants. J'ai pour mon compte plusieurs exemples personnels d'accouchements à terme, ou presque à terme spontanés et artificiels..

Cette condition constitue une raison suprême de
bonheur pour l'individu aussi bien que pour la famille.

En ôtant l'utérus à une jeune femme, on l'empêche de
devenir mère, de ressentir les joies de la maternité ; on
détruit assez souvent avec un coup de bistouri tout un
poème d'affection, toute une source d'intérêts les plus
vitaux. C'est pourquoi je pense que dans les cas où il
n'y a pas de troubles ni de dangers, où le fibrome est
complètement silencieux, il n'est pas bon de faire les
chirurgiens à outrance.

La femme ne vit, en effet, que pour le désir de devenir mère ; pas pour autre chose. Cela est tellement vrai
que nous voyons assez souvent des femmes supporter
avec la plus grande énergie et courage de très vives
souffrances, des femmes qui subissent de graves opérations pour le plaisir seulement d'avoir un enfant.

Rappelez à votre esprit la figure d'une madone de
Raphaël ou de Murillo et vous verrez quelle douceur,
quelle béatitude sur son visage d'une beauté divine pendant la contemplation de son enfant. Quelle tristesse
au contraire n'y a-t-il pas dans les traits d'une femme
qui n'a point d'enfant ou qui apprend qu'elle ne peut
pas avoir d'enfants !

On pourrait mutiler une femme lorsqu'on serait certain qu'elle mettrait au monde des enfants malades, incompatibles avec la vie, malheureux. La loi de Sparte serait dans ces cas bien appliquée pour la mère et pour le fils. Mais il n'en est rien de tout cela, car les enfants sont bien conformés, pouvant devenir des hommes illustres, des héros pour la patrie, des bienfaiteurs de l'humanité.

Et puis l'hystérectomie n'est pas une opération innocente ; elle donne toujours une mortalité de 10 % environ dans les mains des cliniciens les plus habiles, par la voie abdominale (Fritsch, Schauta, Mangiagalli) et du 6,25 % par voie vaginale (Mangiagalli).

Outre la mortalité, l'hytérectomie détermine la stérilité et une foule de troubles nerveux.

C'est pour éviter tous ces inconvénients que le traitement conservateur compte chaque jour plus d'adhérents, représentés par des chirurgiens de la plus haute renommée.

Il est évident donc que l'hystérectomie doit être enfermée dans des bornes très étroites, puisque ni la nature du fibrome, ni ses symptômes et ses transformations ne nous autorisent à pratiquer une intervention radicale. Elle n'est point justifiée dans tous les cas par la seule crainte que le néoplasme puisse plus tard dégénérer.

Non, je le dis tout haut : l'hystérectomie pratiquée dans ces conditions, n'est pas un remède, mais elle est, ainsi que le dit Durante, un crime. Ce n'est pas assez, non plus, pour nous imposer un acte opératoire radical, de nous dire que, grâce aux perfectionnements dans la technique et les précautions antiseptiques, l'opération est devenue plus facile est moins grave. Tout cela est bien, mais la mortalité y compte pour quelque chose.

Et quand même la mortalité de l'hystérectomie fût *zéro*, elle n'est pas justifiée dans tous les cas ; même les opérations dites bonnes, écrit Mangiagalli, peuvent laisser de traces de souffrances physiques, morales et sociales. Or, même lorsqu'on cherche, avec mille considérations, de réduire la mortalité, elle est loin d'être *zéro*. Il lui semble qu'une telle conduite est trompeuse et préjudiciable pour la dignité de notre science, puisqu'une telle conduite démontre que nous nous préoccupons plus du succès artistique et opératoire que de notre mission humanitaire.

Il y a un autre point à considérer : le côté scientifique.

L'obstétrique et la gynécologie doivent être pratiquées aujourd'hui par la même personne ayant le même but, c'est-à-dire guérir les organes génitaux malades et les conserver pour pouvoir accomplir leur sublime fonction. Agir autrement, créer, en somme une science gynécologique et une science obstétricale, exercées par deux personnes différentes, avec deux tendances opposées l'une à l'autre, c'est mettre en pratique le plus grand contresens, car la gynécologie enlève l'organe que l'accoucheur à tout intérêt à garder, soigner et faire fonctionner à nouveau !

Extirper d'ailleurs tous les utérus myomateux sans tâcher de les traiter, n'est point faire de la gynécologie rationnelle, scientifique; ce n'est pas faire progresser la science.

Si nos devanciers ne se torturaient pas l'esprit pour trouver des remèdes aptes à guérir une maladie ou s'ils avaient pu extirper tous les utérus depuis longtemps, la science obstétricale n'aurait pas fait les grands progrès qu'elle a faits en théorie, dans ses manuels opératoires, dans la fabrication des instruments assez ingénieux ; nous n'aurions peut-être pas le forceps, l'opération césarienne, la symphyséotomie et toute la série des remèdes qui ont si puissamment contribué à sauver la vie à des milliers et milliers de femmes et d'enfants.

En assistant à l'extirpation d'utérus atteints de petits fibromes qui ne causent pas d'hémorrhagies, qui ne dérangent pas les malades, nous assistons à la mort de la gynécologie scientifique. Pourquoi, en effet, rechercher des moyens thérapeutiques contre les fibromes, si on doit enlever l'utérus myomateux ? A quels progrès ne sommes nous pas arrivés dans ces deux dernières années sur la structure et étiologie des fibro-myomes ? Nous l'avons vu. Et cela pourquoi ? Parce qu'on pense justement qu'on ne doit pas extirper toujours l'utérus myomateux et qu'il faut trouver ce que c'est que le fibrome pour le traiter.

Voulant tirer maintenant des conclusions, je m'acquitterai en peu de mots.

1º Les fibro-myomes de l'utérus sont de nature bénigne.

2º La malignité de ces néoplasmes est tout-à-fait clinique, due aux modifications qu'ils subissent et aux symptômes auxquels ils donnent lieu.

Cette malignité, quelle qu'elle soit, n'est pas telle qu'elle empêche une intervention utile et à temps.

3º L'utérus myomateux n'est pas toujours dangereux, au contraire, permettant la fécondation dans un grand nombre des cas et l'accouchement spontané et artificiel à terme ou près du terme avec des enfants vivants et bien conformés, il peut être très utile pour l'individu, pour la famille, pour la société et pour la science.

4º Les fibromes qui sont silencieux peuvent être respectés ; ceux qui causent des symptômes doivent être soignés par l'électricité, l'ergotine, les eaux thermales, la myomectomie.

5º L'hystérectomie doit être pratiquée dans un très petit nombre de cas, *quand on ne peut pas faire autre chose*.

L'hystérectomie donc pratiquée systématiquement dans tous les cas de fibromes de l'utérus, quel que soient leur nombre, leur volume, leur siège et leur condition anatomique, n'est pas rationnelle.

Oter le fibrome, ainsi que le veulent Ricard, Mangia-galli, Martin, Pozzi, Segond, Laguerrière et tout dernière-ment Ozene et une foule d'autres chirurgiens, c'est bien, mais ôter toujours l'utérus, non.

Cela peut être un crime moral et matériel.

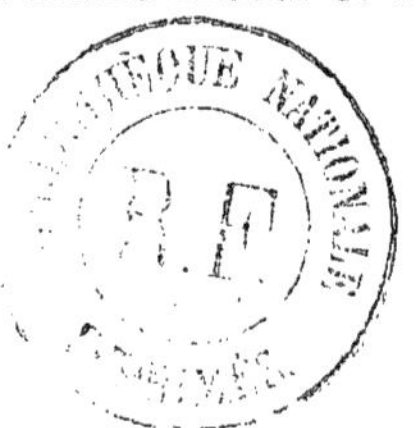

136

BUZANÇAIS (INDRE), IMPRIMERIE F. DEVERDUN.